Ansiedad y personalidad en personal sanitario de Unidades de hospitalización del Principado de Asturias

Roció Rilo Arango

INDICE

1. INTRODUCCIÓN

En el mundo laboral de la sanidad, el personal sanitario trabaja en un ambiente en continuo movimiento y bajo una gran dosis de responsabilidad, por el simple hecho de que dicho trabajo repercute directamente en la salud y trato hacia las personas. Este trabajo tiene dos partes fácilmente diferenciables. Por un lado, la responsabilidad meramente sanitaria, en cuanto a la realización de curas, administración de la medicación, etc. Y por otro lado, la atención personal al paciente y a las familias, a los cuales se les debe informar, apoyar y escuchar. Esto conlleva a que en muchas ocasiones se trabaje bajo un clima acelerado y con cierta tensión debido a la gran carga de trabajo a la que se debe hacer frente, lo que repercute en una respuesta emocional que puede llegar a ser inapropiada y por consiguiente patológica, como puede ser el trastorno de la ansiedad. [1-3]

La ansiedad es un término que se usa a diario en el ámbito social y laboral, pero ¿a qué nos referimos cuando hablamos de ansiedad?

La ansiedad es una anticipación de un daño o desgracia futuros, acompañada de un sentimiento de disforia (desagradable) y/o de síntomas somáticos de tensión. Es una señal de alerta que advierte de un peligro inminente y permite a la persona que adopte las medidas necesarias para enfrentarse a una amenaza.

Nuestra conducta es el resultado de la combinación de factores biológicos, ambientales y de nuestra propia personalidad. La respuesta emocional a la ansiedad puede ser causada por un agente estresante, no tener una causa aparente o ser desproporcionada. El cómo actuamos depende tanto de la situación a la que hacemos frente como de nuestra manera de ser.[4] Nuestra personalidad determina como reaccionamos ante una situación. De hecho, las características de la personalidad y el temperamento influyen en la aparición de problemas psicológicos. Pero, ¿nuestra personalidad y nuestra manera de reaccionar ante las situaciones pueden generar de manera unidireccional en problemas psicológicos, o dichos problemas psicológicos pueden modificar nuestra conducta y forma de actuar? Se ha observado que esta relación personalidad-ansiedad es bidireccional.

Un punto a destacar es la diferencia entre la ansiedad como rasgo y la ansiedad como estado.

La ansiedad como rasgo es una característica de la personalidad relativamente estable a lo largo del tiempo. Supone la tendencia o predisposición de un individuo a reaccionar de forma ansiosa, o lo que es lo mismo, a su disposición para percibir situaciones como peligrosas o amenazantes y a la tendencia de responder a las mismas con ansiedad.[5]

Por otro lado, la ansiedad como estado se puede definir, como un estado emocional transitorio y variante en el tiempo. Si una persona debe afrontar una situación que considera peligrosa manifestará un nivel de ansiedad alto, y en caso de que la situación no lo sea, manifestará un nivel más bajo. Es decir, el estado de ansiedad que presenta una persona a la hora de enfrentarse a una situación cualquiera es una respuesta fisiológica natural, por lo que ésta es necesaria para enfrentarse a las diferentes situaciones. El problema surge cuando la persona no es capaz de asumir dicho nivel de ansiedad.[6]

Como ya hemos mencionado anteriormente, la relación personalidad-ansiedad es bidireccional. Esto significa que ambas pueden influir en la modificación o aparición de la otra.

Se ha observado que es muy común que los individuos con una personalidad que tiende a evitar todo aquello que pueda suponer un riesgo o amenaza, inhibiendo su manera de actuar, están más predispuestos a padecer trastornos de ansiedad. El perfil de estas personas se caracteriza por comportamientos cautelosos, tensos, tímidos, aprensivos y pesimistas.[6]

Por otro lado, los trastornos de ansiedad pueden derivar en que los individuos que los padecen muestren trastornos de personalidad como pueden ser fobia social o angustia, entre otros. Pero esta relación no es siempre negativa, ya que muchos factores de la personalidad pueden ayudar a

4

solventar dichos problemas de ansiedad, como pueden ser la confianza, el optimismo y la resiliencia. [5]

¿Cuál es la causa de que se generen dichos estados de ansiedad patológica en los puestos de trabajo de la Sanidad Pública?

Para responder a esta pregunta, tenemos que tener en cuenta que el trabajo en un ambiente hospitalario presenta unas características que lo relacionan con experiencias laborales estresantes. Existen un gran número de factores de riesgo que pueden causar estrés y episodios de ansiedad, entre los que se puede mencionar, el grado de responsabilidad, los contactos sociales, la carga de trabajo, el contacto con los pacientes, los horarios irregulares, la violencia hacia el personal sanitario, las limitaciones del espacio físico para realizar la tarea asistencial, la escasez de personal y el poco tiempo que se dispone para realizar cada una de las tareas. Está demostrado que el trabajo excesivo en el personal sanitario acaba resultando negativo, especialmente, cuando hay una carga excesiva de trabajo y éste supone un nivel alto de concentración y dificultad. [7]

Por otro lado, destacar que una de las causas que se repiten en numerosos artículos que hablan sobre el tema de la ansiedad en el medio laboral, es la turnicidad a la que está sometido el gremio sanitario, ya que la frecuencia, duración y calidad de los turnos resultan incompatibles con nuestro ciclo biológico y con la vida social y familiar del trabajador. Se puede afirmar que estrés y ansiedad están fuertemente relacionados.[8]

Todo exceso e interpretación emocional desproporcionada lleva consigo sus consecuencias ya sean a nivel físico como psicológico, lo que influye en el ambiente de trabajo y puede llegar a repercutir en la calidad de los cuidados prestados al paciente.

Todo esto puede llegar a derivar en el Síndrome de Burnout, conocido como "Síndrome de estar quemado". Este síndrome es el resultado de un proceso complejo que se desarrolla como respuesta al estrés laboral crónico y que afecta especialmente a los profesionales que mantienen una relación de ayuda constante y directa a otras personas. Las tres características fundamentales del mismo son: cansancio o agotamiento emocional, despersonalización y baja realización personal.[9]

El superar los estados de ansiedad inapropiados depende de cada persona, una solución válida para alguien puede no serlo para otra. Las técnicas más utilizadas para afrontar y superar dicha situación son entre otras, las técnicas respiratorias, las técnicas de relajación progresiva, técnicas de detención del pensamiento, técnicas de afrontamiento de problemas y técnicas de afrontamiento asertivo.

Ya se han realizado algunos estudios para ver cómo reacciona el personal sanitario, según su personalidad carácter, ante situaciones y escenarios que pueden suponer causas de ansiedad en Servicios Especiales tales como Urgencias y Unidades de Cuidados Intensivos, sin embargo, no son tan abundantes, ni ha sido tan examinadas, las mismas situaciones, causas, reacciones y modos de gestionar dichos escenarios de ansiedad por parte del personal sanitario que desarrolla su ámbito laboral en Unidades de Hospitalización. [1, 10]

Es importante, independientemente del área sanitaria en la que trabaje, ser capaz de reconocer signos o situaciones que puedan alterar el estado de bienestar de un trabajador para que éste sea consciente del problema y pueda hacer uso de diferentes herramientas que le aporten el control sobre estas situaciones con el fin de alcanzar o mantener ese estado de bienestar biológico, psicológico y social necesario. De ahí la importancia de realizar este estudio.

2. HIPÓTESIS Y OBJETIVOS DEL TRABAJO

2.1 HIPÓTESIS

- Hipótesis nula (H0): El personal sanitario de Unidades médico-quirúrgica de Hospitales del Servicio de Salud del Principado de Asturias no presenta relación entre el nivel de ansiedad y los rasgos de la personalidad.

- Hipótesis alternativa (H1): El personal sanitario de Unidades médico-quirúrgica de Hospitales del Servicio de Salud del Principado de Asturias presenta relación entre el nivel de ansiedad y los rasgos de la personalidad.

2.2 OBJETIVO PRINCIPAL

- Describir el nivel de ansiedad y los rasgos de la personalidad en el personal sanitario de Unidades de Hospitalización del Principado de Asturias.

- Conocer si existe relación entre la ansiedad y los rasgos de la personalidad.

2.3 OBJETIVOS SECUNDARIOS

- Describir las variables sociodemográficas: sexo, edad, centro hospitalario y categoría profesional del personal sanitario que trabaja en Unidades médico-quirúrgicas de Hospitales del Servicio de Salud del Principado de Asturias

- Conocer si existe relación entre las variables sociodemográficas (sexo, edad, centro hospitalario y categoría profesional) y las dos dimensiones de ansiedad (rasgo y estado).

- Conocer si existe relación entre las variables sociodemográficas (sexo, edad, centro hospitalario y categoría profesional) y las diferentes dimensiones de la personalidad (extraversión, neuroticismo, psicoticismo y disimulo).

3. MATERIAL Y MÉTODO

3.1 DISEÑO DEL ESTUDIO

Se trata de un estudio descriptivo, transversal y analítico.

3.2 PARTICIPANTES

La población del estudio la constituye el personal sanitario (Enfermeras y auxiliares de enfermería) de diferentes hospitales del Principado de Asturias, constituyen nuestros sujetos a estudio.

Los participantes han sido reclutados de los siguientes hospitales:

- Hospital Universitario Central de Asturias (HUCA)

- Hospital San Agustín (HSA)

- Hospital Valle del Nalón (HVN)

- Hospital Álvarez Buylla (HAB)

3.2.1 CRITERIOS DE INCLUSIÓN

- Enfermera o auxiliar de enfermería, de las unidades de hospitalización médico-quirúrgica de los hospitales seleccionados
- Aceptar participar en el estudio y firmar el consentimiento informado.

3.2.2 CRITERIOS DE EXCLUSIÓN

• Enfermeras o auxiliares de enfermería que no desarrollen su actividad en plantas de hospitalización.

• Que no acepten participar en el estudio.

3.3 VARIABLES

3.3.1. VARIABLES SOCIODEMOGRÁFICAS: HOJA DE RECOGIDA DE DATOS (ANEXO I)

Se diseñó una hoja de recogida de datos. A continuación se describen las variables del estudio y las categorías de cada una de ellas.

1. **Centro de trabajo:** variable cualitativa con cuatro opciones de respuesta

   1.1 Hospital Central de Asturias (HUCA)

   1.2 Hospital San Agustín (HSA)

   1.3 Hospital Valle del Nalón (HVN)

   1.4 Hospital Álvarez –Buylla (HAB)

2. **Categoría profesional:** *variable cualitativa* dicotómica

   2.1 Enfermera/o

   2.2 Auxiliar de enfermería

3. **Unidad de hospitalización:** variable cualitativa dicotómica

   3.1 Médica

   3.2 Quirúrgica

4. **Tipo de contrato:** variable cualitativa con tres opciones de respuesta

   4.1 Plaza en propiedad

4.2 Interinidad

4.3 Eventual

5. **Turno de trabajo:** variable cualitativa con seis opciones de respuesta

   5.1 M (mañana)

   5.2 T (tarde)

   5.3 M/T (mañana/tarde)

   5.4 M/T/N (mañana/tarde/noche)

   5.5 Otro

   5.6 Guardias 24h

6. **Experiencia profesional:** variable cuantitativa , en años

7. **Antigüedad en el servicio:** variable cuantitativa, en años.

8. **Sexo:** variable cualitativa dicotómica

   8.1 Hombre

   8.2 Mujer

9. **Edad:** variable cuantitativa, en años

10. **Estado civil:** variable cualitativa con cuatro opciones de respuesta

    10.1 Soltero

    10.2 Casado/ En pareja

    10.3 Divorciado

    10.4 Viudo

11. **Número de hijos:** variable numérica

12. **Persona dependiente a su cargo:** variable cualitativa con cinco opciones de respuesta

    12.1 SÍ

    12.2 No

    12.3 Niños

    12.4 Ancianos

    12.5 Discapacitados

13. **Disponibilidad de ayuda para su cuidado:** variable cualitativa con cinco opciones de respuesta

13.1 Sí

13.2 No

13.3 Social

13.4 Económica

13.5 Familiar

14. **El sueldo como único recurso en su hogar:** variable cualitativa con cuatro opciones de respuesta.

14.1 Sí

14.2 No

14.3 No aporto nada

14.4 Otros miembros de la familia aportan

15. **Consideración del trabajo estresante:** variable cualitativa dicotómica.

15.1 Sí

15.2 No

16. **Actividad/ocio fuera de la jornada laboral:** variable cualitativa dicotómica.

16.1 Sí

16.2 No

17. **Satisfacción en el trabajo:** variable cualitativa dicotómica

17.1 Sí

17.2 No

3.4 INSTRUMENTOS

3.4.1 Escala STAI de Spielberg adaptada a la población española de TEA ediciones (ANEXO II)

La Escala STAI ha sido definida por Spielberger, Gorsuch y Lushene en 1970. Esta Escala contempla dos grupos bien diferenciados de la ansiedad, Ansiedad Estado y Ansiedad Rasgo.

Cada uno de los grupos consta de 20 ítems, cuya puntuación total oscila entre 0 y 60.

Cada uno de los ítems puntúa en una escala Likert de cuatro opciones que van de 0 a 3. En la escala de Ansiedad Estado se considera 0 como "Nada" y 3 como "Mucho", mientras que en la escala Ansiedad Rasgo, se considera 0 como "Casi Nunca" y 3 como "Casi Siempre". [11-12]

3.4.2 Escala de personalidad EPQ-RA (ANEXO III)

Esta escala consta de 24 ítems, cuatro dimensiones (Extraversión, Neuroticismo, Psicoticismo, Disimulo/conformidad), correspondiendo 6 ítems a cada una de las subescalas. El formato de respuesta es de Sí (1) vs. No (0), con un rango de puntuaciones para cada subescala entre 0 y 6. Las tres primeras subescalas miden rasgos de personalidad, mientras que la última evalúa la tendencia a mentir.

Para la interpretación y utilización de esta escala se observa la frecuencia de los distintos ítems que componen cada dimensión mencionadas a continuación[13-14]:

- **Extraversión** (E): emotividad positiva, sociabilidad, espontaneidad, vitalidad y surgencia.

- **Neuroticismo** (N): emotividad negativa, ansiedad, sensibilidad, preocupación y autoconciencia.

- **Psicoticismo** (P): crueldad, impulsividad, baja socialización, inconformismo, irresponsabilidad y esquizoidismo.

- **Disimulo-conformidad** (L): disimulo en situaciones donde motiva presentar la imagen y deseabilidad social en caso contrario.

En la siguiente tabla se muestran los distintos ítems que forman un mismo factor y que se tendrán en cuenta para la corrección, según la respuesta sea SI o NO [13-14]:

Tabla 1. Factores y número del ítem de la Escala EPQ-RA

Extraversión	SI: 1, 9, 13, 17, 21	NO: 5
Neuroticismo	SI: 2, 6, 10, 14, 18, 22	
Psicoticismo	SI: 3, 7, 11, 23	NO: 15, 19
Disimulo/conformidad	SI: 24	NO: 4, 8, 12, 16, 20

Para la evaluación de la personalidad se siguieron los criterios de corrección del test descrito por los autores.

3.5 PROCEDIMIENTO

En primer lugar se solicitaron todos los permisos para llevar a cabo el estudio:

Solicitud al Comité Ético de Investigación Regional del Principado de Asturias y posteriormente solicitud de autorización a las diferentes direcciones de Enfermería de SESPA, de los hospitales implicados en el estudio.

Una vez obtenido el permiso del comité Ético de Investigación clínica Regional del Principado de Asturias (Anexo IV), además de la autorización de las Direcciones de Enfermería de los Hospitales elegidos, se contactó con las Unidades de hospitalización de Hospital San Agustín, Avilés (HSA); Hospital Universitario de Asturias, Oviedo (HUCA); Hospital Valle del Nalón, Langreo (HVN); Hospital Álvarez Buylla, Mieres (HVAB) para pedir colaboración e informar de los objetivos del estudio a los supervisores de dichas Áreas y también a los profesionales.

Se realizó una exposición breve de los objetivos del trabajo, así como una explicación de los instrumentos de medida utilizados para la recogida de datos, animando al personal sanitario, enfermeras y auxiliares de enfermería a participar, agradeciendo su colaboración y siempre de manera voluntaria.

Se hizo hincapié de la importancia de la cumplimentación del Consentimiento Informado previo a rellenar los cuestionarios y por consiguiente se garantizó la máxima confidencialidad en el manejo de los datos, utilizando para ello tres carpetas individuales; la primera se identificó con el nombre de "material a rellenar", la segunda se identificó como "consentimientos informados cumplimentados" y una tercera con el nombre de "cuestionarios cumplimentados".

Se acudió a las Unidades de Hospitalización en horario de tarde y de Lunes a Viernes para dar información y facilitar la incorporación al estudio del resto del personal sanitario, enfermeras y auxiliares de enfermería en plantilla de dichas Unidades, cuyo turno se caracteriza por ser rotatorio, así mismo se recoge material cumplimentado de las tardes anteriores, evitando de esta manera pérdidas accidentales y garantizando la confidencialidad mencionada anteriormente.

3.6 ANÁLISIS ESTADÍSTICO

Para el análisis-descripción de los resultados se creó una base de datos con el programa estadístico Statistical Package for the Social Science (SPSS) versión 22.0.

Para la descripción de las variables cualitativas se utilizó el nº total y porcentaje. Las variables cuantitativas se expresaron mediante Media (M), Desviación Estándar (DS) y Rango (Mínimo-Máximo).

La distribución de las variables cuantitativas a comparar se analizó mediante el test de Kolmogorov-Smirnov.

Para la comparación de variables se utilizó el análisis de la Varianza (ANOVA) y la prueba U de Mann Whithey, respectivamente.

Se aceptó significación estadística cuadrado la $p \leq 0,05$.

3.7 LIMITACIONES

La limitación más importante puede ser debida la fidelidad y veracidad de los datos, por tratarse de

un trabajo con un componente subjetivo importante.

Sesgo de no respuesta o efecto del voluntario. El grado de interés o motivación que pueda tener el

profesional que participa voluntariamente en una investigación (la participación global fue del

78%, aunque desigual por hospitales).

Otra limitación la constituye el tamaño de la muestra.

4. RESULTADOS

4.1. RESULTADOS DESCRIPTIVOS

a. CENTRO DE TRABAJO

Tabla 2. Centro de trabajo

		Frecuencia	Porcentaje
Válido	HUCA	72	32,1
	SAN AGUSTIN	58	25,9
	VALLE DE NALÓN	50	22,3
	ALVAREZ BUYLLA	44	19,6
	Total	224	100,0

b. CATEGORIA PROFESIONAL

Gráfico 1. Categoría Profesional

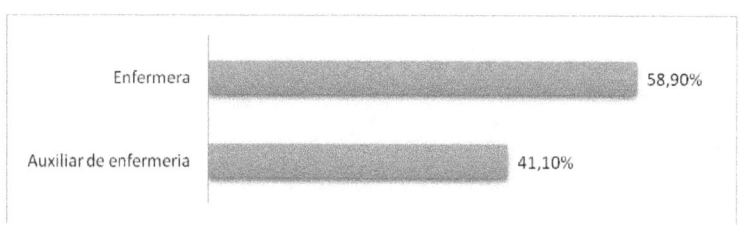

c. UNIDAD DE HOSPITALIZACIÓN

Tabla 3. Unidad de hospitalización

		Frecuencia	Porcentaje
Válido	MEDICA	136	60,7
	QUIRURGICA	88	39,3
	Total	224	100,0

2/3 de la muestra la constituyen unidades médicas.

d. TIPO DE CONTRATO

Tabla 4. Tipo de contrato

		Frecuencia	Porcentaje	Porcentaje válido
Válido	PLAZA FIJA	89	39,7	39,9
	INTERINA	47	21,0	21,1
	EVENTUAL	87	38,8	39,0
	Total	223	99,6	100,0
Perdidos	Sistema	1	,4	
Total		224	100,0	

Menos de la mitad del personal encuestado tiene plaza en propiedad

e. TURNO DE TRABAJO

Tabla 5. Turno de trabajo

TURNO DE TRABAJO					
		Frecuencia	Porcentaje	Porcentaje válido	Porcentaje acumulado
Válido	MAÑANAS	35	15,6	15,6	15,6
	TARDES	2	0,9	0,9	16,5
	MAÑANAS Y TARDES	19	8,5	8,5	25,0
	ROTATORIOS	167	74,6	74,6	99,6
	OTRO	1	0,4	0,4	100,0
	Total	224	100,0	100,0	

La mayoría tienen un turno de trabajo rotatorio

f. EXPERIENCIA PROFESIONAL Y ANTIGÜEDAD EN EL SERVICIO

Tabla 6. Experiencia profesional y antigüedad en el servicio

Estadísticos descriptivos						
	N	Rango	Mínimo	Máximo	Media	Desviación estándar
EXPERIENCIA PROFESIONAL	218	46,00	0,00	46,00	16,7271	11,44740
ANTIGUEDAD SERVICIO	214	39,17	0,00	39,17	6,3744	7,88483

N válido (por lista)	211					

g. *SEXO*

Gráfico 2. Sexo

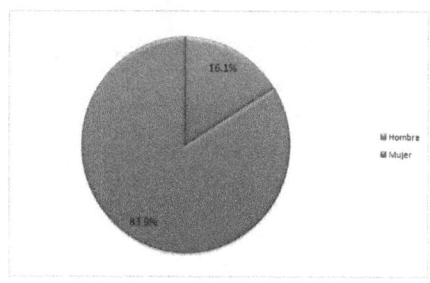

h. EDAD

La media de edad es 43.12 años, con una DS de 11.344 y un rango (20-65).

i. *ESTADO CIVIL*

Tabla 7. Estado civil

ESTADO CIVIL	Frecuencia	Porcentaje	Porcentaje válido	Porcentaje acumulado
SOLTERO	63	28,1	28,1	28,1
CASADO / PAREJA	121	54,0	54,0	82,1
DIVORCIADO	29	12,9	12,9	95,1
VIUDO	11	4,9	4,9	100,0
Total	224	100,0	100,0	

Algo más de la mitad están casados.

j. *NUMERO DE HIJOS*

Tabla 8. Número de hijos

Estadísticos descriptivos					
	N	Mínimo	Máximo	Media	Desviación estándar

NUMERO DE HIJOS	224	0	4	0,95	0,996
N válido (por lista)	224				

k. PERSONA DEPENDIENTE A SU CARGO

Tabla 9. Persona dependiente a su cargo

DEPENDIENTE A CARGO				
	Frecuencia	Porcentaje	Porcentaje válido	Porcentaje acumulado
SI	6	2,7	2,7	2,7
NO	143	63,8	63,8	66,5
NIÑOS	49	21,9	21,9	88,4
ANCIANOS	22	9,8	9,8	98,2
DISCAPACITAD OS	4	1,8	1,8	100,0
Total	224	100,0	100,0	

Solo el 3% de la muestra tienen personal dependiente a su cargo.

l. DISPONIBILIDAD DE AYUDA PARA SU CUIDADO

Tabla 10. Disponibilidad de ayuda para su cuidado

TIENE AYUDA				
	Frecuencia	Porcentaje	Porcentaje válido	Porcentaje acumulado
SI	40	17,9	17,9	17,9
NO	184	82,1	82,1	100,0
Total	224	100,0	100,0	

m. UNICO SUELDO EN EL NUCLEO FAMILIAR

Tabla 11. Único sueldo en núcleo familiar

SU HOGAR DEPENDE SOLO DE SU SUELDO				
	Frecuencia	Porcentaje	Porcentaje válido	Porcentaje acumulado
SI	47	21,0	21,0	21,0
NO	125	55,8	55,8	76,8
NO APORTO NADA	7	3,1	3,1	79,9
OTROS MIEMBROS APORTAN	45	20,1	20,1	100,0
Total	224	100,0	100,0	

n. *TRABAJO ESTRESANTE*

Gráfico 3. Trabajo estresante

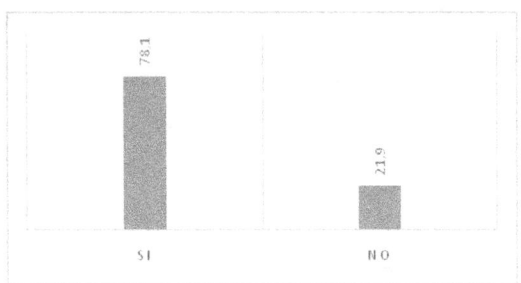

2/3 consideran el trabajo estresante.

o. *OCIO FUERA DE TRABAJO*

Tabla 12. Ocio fuera del Trabajo

OCIO FUERA DEL TRABAJO			
	Frecuencia	Porcentaje	Porcentaje válido	Porcentaje acumulado
NO	120	53,6	53,6	53,6
SI	104	46,4	46,4	100,0
Total	224	100,0	100,0	

p. *SATISFACCION LABORAL*

Tabla 13. Satisfacción laboral

		Frecuencia	Porcentaje	Porcentaje válido
Válido	NO	64	28,6	28,7
	SI	159	71,0	71,3
	Total	223	99,6	100,0
Perdidos	Sistema	1	,4	
Total		224	100,0	

q. ANSIEDAD ESTADO

Tabla 14. Ansiedad estado

		Frecuencia	Porcentaje	Porcentaje válido
	Bajo	26	11,6	11,9
	Normal	56	25,0	25,6
	Alto	137	61,2	62,6
	Total	219	97,8	100,0
Perdidos	Sistema	5	2,2	
Total		224	100,0	

Más del 60% tienen un alto nivel de ansiedad estado

r. ANSIEDAD RASGO

Tabla 15. Ansiedad rasgo

		Frecuencia	Porcentaje	Porcentaje válido
Bajo		41	18,3	18,7
Normal		53	23,7	24,2
Alto		125	55,8	57,1
Total		219	97,8	100,0
Sistema Perdidos		5	2,2	
	Total	224	100,0	

Más del 55% tienen un alto nivel de ansiedad rasgo

s. DIMENSIONES DE LA PERSONALIDAD

Tabla 16. Dimensiones de la personalidad

DIMENSIONES DE PERSONALIDAD					
	N	Rango	Mínimo	Máximo	Media	Desviación estándar
Extraversión	221	6	0	6	3,24	1,711
Neuroticismo	221	6	0	6	2,11	1,846
Psicoticismo	221	6	0	6	2,20	1,457
Disimulo	221	6	0	6	3,53	1,390
N válido	221					

21

4.2. COMPARACION DE VARIABLES RELACIONADAS CON EL NIVEL DE ANSIEDAD ESTADO.

a. *COMPARACIÓN DEL NIVEL DE ANSIEDAD ESTADO CON LA VARIABLE CENTROS HOSPITALARIOS.*

Grafico 4. Ansiedad Estado-Centros hospitalarios

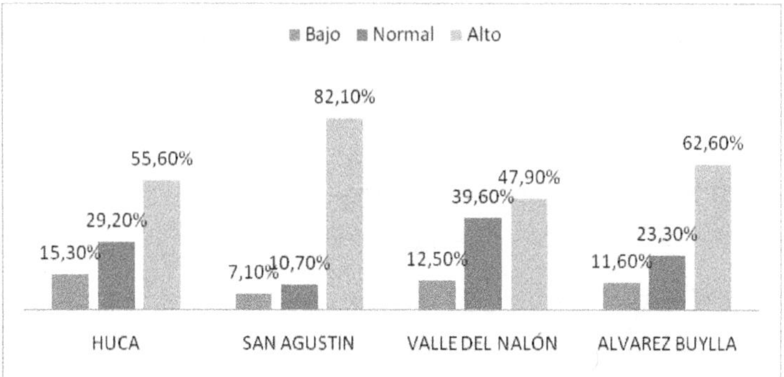

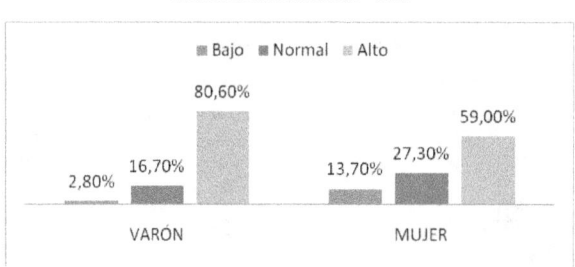

Existen diferencias estadísticamente significativas (p =0.012) en el grado de Ansiedad Estado según el hospital en el que se trabaje. Se observa el menor grado de ansiedad en el Hospital Valle del Nalón y el mayor en el Hospital San Agustín.

b. *COMPARACIÓN DEL NIVEL DE ANSIEDAD ESTADO CON EL SEXO*

Gráfico 5. Ansiedad Estado - Sexo

Los hombres presentan niveles más altos de Ansiedad Estado que las mujeres de forma estadísticamente significativa (p= 0.037)

En el resto de comparación de variables, no se han encontrado diferencias estadísticamente significativas.

4.3 COMPARACION DE VARIABLES RELACIONADAS CON EL NIVEL DE ANSIEDAD RASGO

a. COMPARACIÓN DEL NIVEL DE ANSIEDAD RASGO CON LA VARIABLE CENTROS HOSPITALARIOS.

Gráfico 6. Ansiedad Rasgo - Centros hospitalarios

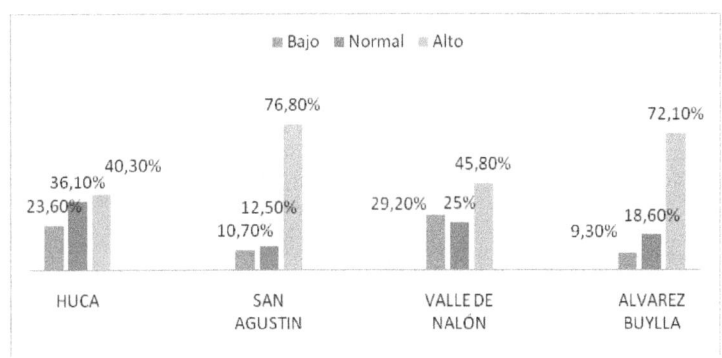

Se observan dos grupos bien diferenciados según nivel de Ansiedad Rasgo: los hospitales San Agustín y Álvarez Buylla presentan un nivel elevado, mientras que el segundo grupo, los hospitales HUCA y Valle del Nalón, presentan un nivel más bajo (p < 0.001).

b. *COMPARACIÓN DEL NIVEL DE ANSIEDAD RASGO CON EL SEXO*

Gráfico 7. Ansiedad Rasgo - Sexo

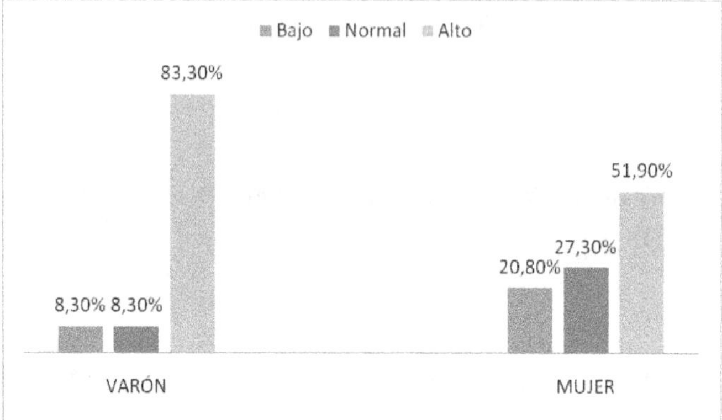

Los hombres presentan un nivel de Ansiedad Rasgo en el nivel alto, 30 puntos superior a las mujeres (p= 0.002)

En el resto de comparación de variables, no se han encontrado diferencias estadísticamente significativas

4.4 COMPARACION DE VARIABLES RELACIONADAS CON LAS DIMENSIONES DE LA PERSONALIDAD

4.4.1 DIMENSIÓN DE LA PERSONALIDAD: EXTRAVERSIÓN

No se han encontrado diferencias estadísticamente significativas en la comparación entre categorías profesionales, sexo y grupos de edad.

4.4.2 DIMENSIÓN DE LA PERSONALIDAD: NEUROTICISMO

a. *COMPARACIÓN DEL NEUROTICISMO CON LOS DIFERENTES CENTROS HOSPITALARIOS*

Gráfico 8. Comparación Media de neuroticismo (personalidad) por hospitales

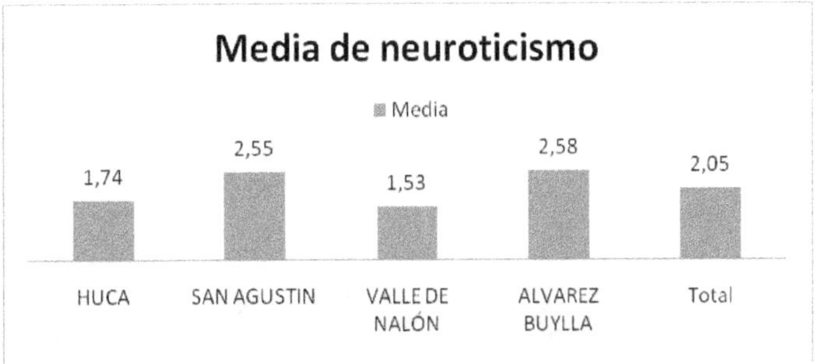

Media de neuroticismo

▦ Media

HUCA	SAN AGUSTIN	VALLE DE NALÓN	ALVAREZ BUYLLA	Total
1,74	2,55	1,53	2,58	2,05

Se observa que la media del neuroticismo es superior en el San Agustín y Álvarez Buylla respecto a HUCA y Valle del Nalón (p=0.006)

4.4.3 DIMENSIÓN DE LA PERSONALIDAD: PSICOTICISMO

a. *COMPARACIÓN DEL PSICOTICISMO CON LOS DIFERENTES CENTROS HOSPITALARIOS*

Gráfico 9. Comparación media de Psicoticismo por hospitales

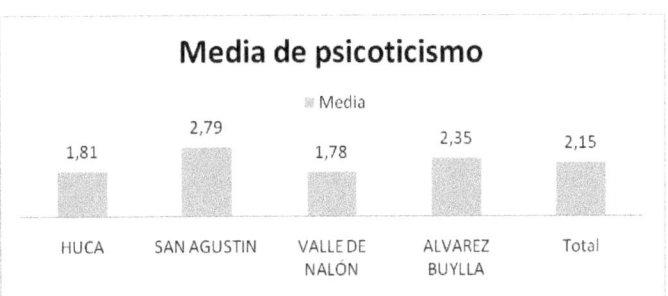

Media de psicoticismo

▦ Media

HUCA	SAN AGUSTIN	VALLE DE NALÓN	ALVAREZ BUYLLA	Total
1,81	2,79	1,78	2,35	2,15

25

La media de neuroticismo es superior en los Hospitales San Agustín y Álvarez Buylla con respecto a los otros dos (p=0.001).

4.4.4   DIMENSIÓN DE LA PERSONALIDAD: DISIMULO

a.   COMPARACIÓN DEL DISIMULO CON LOS DIFERENTES CENTROS HOSPITALARIOS

Gráfico 10. Comparación media de Disimulo por hospitales

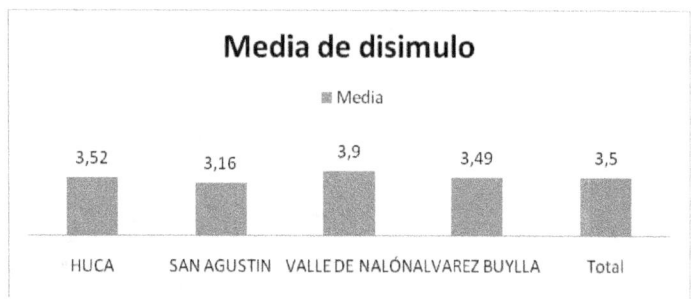

El Hospital Valle del Nalón presenta la media más alta de disimulo (p=0.047)

4.5   COMPARACION DE LAS ESCALAS DE ANSIEDAD Y PERSONALIDAD

a.   COMPARACIÓN DE LA ANSIEDAD ESTADO Y PSICOTICISMO

Gráfico 11. Comparación media entre Ansiedad Estado y Psicoticismo

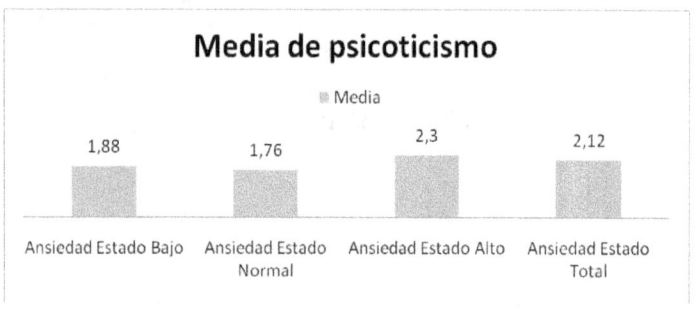

Se encuentra una media de psicoticismo más elevado en el grupo con Ansiedad Estado alto
(p=0.038)

b. *COMPARACIÓN DE LA ANSIEDAD RASGO Y NEUROTICISMO*

Gráfico 12. Comparación media entre Ansiedad Rasgo y Neuroticismo

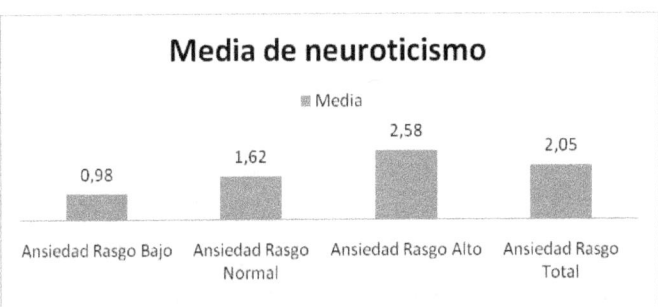

Se encuentra una media de neuroticismo más elevada en el grupo con Ansiedad Rasgo elevada
(p≤0.001)

No se encontraron resultados estadísticamente significativos en la comparación del resto de
variables.

5 DISCUSIÓN

La profesión de enfermería es bien conocida por ser una de las que mayor estrés y presión laboral padece. En este estudio actualmente realizado se observa que un 78,1% de los encuestados afirmó que su trabajo era estresante, y este dato es importante ya que la ansiedad está relacionada, entre otras causas, al entorno laboral en el que se trabaja. De hecho, este estrés se refleja en mayores tasas de depresión y en trastornos de ansiedad.[15]

En estudios previos revisados se comenta que se debe mantener bajo control los síntomas de la ansiedad y hacer una promoción de la salud pública con el fin de atajar el problema. En un estudio se mostró que un 16% de las muestras presentaban síntomas de ansiedad [7], y en otro, el 10% manifestó ansiedad clínicamente significativa junto con síntomas depresivos [16], porcentajes importantes pero no tan alarmantes como otros que afirman que un tercio o incluso un 43,3% de los encuestados mostraban una alta probabilidad de desarrollar síntomas de depresión y ansiedad. [4, 17]

En nuestro estudio se ha hecho una diferenciación entre la ansiedad como rasgo y como estado. Como rasgo hace referencia a una cualidad de la personalidad característica de cada persona y estable en el tiempo. El 55,8% de los encuestados afirmaron tener una ansiedad alta de este tipo, es decir, reaccionan de manera más ansiosa de lo que deberían. Por otra parte, la ansiedad como estado es una disposición emocional transitoria a la que una persona se ve sometida al tener que hacer frente a diferentes situaciones, de modo que, cierto nivel de ansiedad es necesario siempre y cuando no supere unos límites. El 61,2% de los encuestados afirmaron tener un nivel de ansiedad alto, un porcentaje mucho más elevado que en los estudios realizados previamente antes mencionados.

Además, cabe destacar, que se ha observado que los niveles de ansiedad son mucho más significativos entre los hombres que entre las mujeres de la profesión. Respecto a la ansiedad como estado (p 0,037), más de un 80% de hombres han manifestado sufrir una ansiedad alta, mientras que menos del 60% de mujeres han presentado este nivel. Paralelamente, respecto a la ansiedad como rasgo (p 0,002), el 83,3% de los hombres afirma tener una ansiedad alta y tan solo un 51,9% entre las mujeres.

Este resultado es bastante llamativo, además de muy significativo, debido al margen del 20%-30% entre ambos géneros y al supuesto afirmado por otras investigaciones de que en el campo de la enfermería los hombres presentan mayor vitalidad. [8]

Otra de las variables en las que se pueden observar diferencias significativas es el lugar de trabajo, especialmente teniendo en cuenta la ansiedad como rasgo (p < 0,001), más que como estado (p 0,012). Este estudio se realizó en cuatro centros hospitalarios asturianos. Los dos hospitales en los que mayor fue el porcentaje de personal con ansiedad como rasgo y como estado coinciden. Teniendo en cuenta la ansiedad como rasgo, el hospital con mayor porcentaje de profesionales que la padece es del 76,8%, y en el que menos fue del 40,3%. Paralelamente, el hospital con mayor porcentaje de personal con ansiedad como estado es del 82,1%, y en el que menos del 47,9%.

Estos resultados tan significativos en función del centro hospitalario en el que se encuentre un trabajador sanitario se pueden entender por la gran importancia que tiene el entorno laboral en el que se está. Aunque algunos estudios previos indican que aspectos laborales como la turnicidad y el trabajar en turnos de noche no influyen en la aparición de la ansiedad, muchos otros sí que contribuyen, tales como la experiencia de trabajo, el grado de responsabilidad, el miedo al error, el tener el apoyo por parte del equipo con el que se trabaja, el sentirse aceptada por dicho equipo, el encajar, el respeto y la armonía del grupo. [1, 18, 19, 20]

Otras variables examinadas, sin embargo, como la categoría profesional y la edad, no han mostrado ninguna diferencia significativa en la ausencia o existencia de ansiedad en los profesionales que formaron parte de este estudio. [18]

Pero no solo influyen variables sociodemográficas, los rasgos de personalidad del propio trabajador, su manera de ver las cosas y su forma de enfrentarse a las diferentes situaciones que surgen a lo largo de la jornada laboral influyen en su nivel de ansiedad. De hecho, ya se ha estudiado la influencia del temperamento de una persona sobre la variación en la tensión del lugar de trabajo. Se ha observado que el temperamento ansioso influye particularmente en el sobre compromiso a la hora de realizar las tareas. [4]

En este estudio se han examinado cuatro características de la personalidad: la extraversión, el neuroticismo, el psicoticismo y el disimulo. Se ha observado que el psicoticismo presenta diferencias significativas en el nivel de ansiedad como estado, mientras que el neuroticismo influye en el nivel de ansiedad como rasgo. Esto confirma lo dicho por otras fuentes de estudio que afirman que el neuroticismo de la persona influye en el estado de ánimo, la ansiedad y trastornos más graves, aunque sea probable que exista una relación recíproca entre la personalidad de dicha persona y la patología que padece. [21]

Una de las consecuencias principales de sufrir estrés y ansiedad es el Síndrome de burn-out muy mencionado en todos los estudios que versan sobre esta temática. El burn-out está definido por altos niveles de agotamiento emocional y despersonalización, angustia psico-fisiológica, falta de control, insatisfacción laboral, depresión, ansiedad e incluso ideación suicida. [16, 22, 23]

Muchas son las terapias y herramientas mencionadas para intentar solventar este problema cada vez más alarmante en la profesión de la enfermería, sin embargo, si alguna en realidad cabe destacar es, como ya se ha mencionado anteriormente, el buen entorno laboral y el apoyo entre compañeros, es decir, un buen entorno laboral en el que todo profesional encaje y se sienta seguro. Posiblemente por esta razón se encuentran diferencias significativas en función del centro hospitalario en el que se trabaje. Independientemente de esto, este problema debe estar bajo control y se debe tomar medidas al respecto, ya que es un problema que sí existe y muchas enfermeras que han aplicado las herramientas "solución" afirman que merece la pena ponerlas en práctica. [8, 24]

6 CONCLUSIONES

1. El Personal sanitario de las Unidades de Hospitalización de los distintos Hospitales estudiados, presenta un nivel de ansiedad en sus dos componentes (Ansiedad Rasgo y Ansiedad Estado) elevado.

2. Las dimensiones de la personalidad: Extraversión y Disimulo se encuentran elevadas (con un percentil superior al 50%). Mientras que las dimensiones de la personalidad: Neuroticismo y Psicoticismo se encuentran bajas (con un percentil inferior al 50%).

3. La hipótesis alternativa se confirma parcialmente: el Personal sanitario estudiado con puntuaciones altas en Psicoticismo se relaciona con un elevado nivel de Ansiedad Estado. Los que presentan puntuaciones altas en Neuroticismo se relaciona con un elevado nivel de Ansiedad Rasgo.

4. La mayoría del Personal sanitario estudiado es de sexo femenino, trabaja a turnos, menos del 50% tiene un contrato fijo, con una experiencia profesional en torno a 17 años y mucho menor en el servicio (menos de 6 años), más de la mitad está casada y tiene una edad media de 43 años.

5. Solamente se encuentra relación estadísticamente significativa entre los dos componentes de la ansiedad con el sexo (los hombres presentan una media de Ansiedad Rasgo y Estado superior a las mujeres) y el centro hospitalario (el hospital San Agustín y el Álvarez Buylla presentan medias de Ansiedad Rasgo y Estado superiores a los otros hospitales).

6. Por lo que respecta a las dimensiones de la personalidad. La Extraversión no se encuentra relacionada con ninguna de las variables sociodemográficas. La dimensión Neuroticismo se relaciona con el hospital (mayor Neuroticismo en el Hospital Álvarez

Buylla. La dimensión Psicoticismo se relaciona con el hospital (mayor Psicoticismo en los hospitales San Agustín y Álvarez Buylla). La dimensión Disimulo se relaciona con el hospital (mayor media de disimulo en el hospital Valle del Nalón).

•

7. BIBLIOGRAFÍA

[1]   Stathopoulou H, Karanikola MN, Panagiotopoulou F, Papathanassoglou ED. Anxiety levels and related symptoms in emergency nursing personnel in Greece. J Emerg Nurs. 2011 Jul;37(4):314-20

[2]   Bégat I, Ellefsen B, Severinsson E. Nurses' satisfaction with their work environment and the outcomes of clinical nursing supervision on nurses' experiences of well-being -- a Norwegian study. J Nurs Manag. 2005 May;13(3):221-30

[3]   Jenaro C, Flores N, Orgaz MB, Cruz M. Vigour and dedication in nursing professionals: towards a better understanding of work engagement. J Adv Nurs. 2011 Apr;67(4):865-75

[4]   Gao YQ, Pan BC, Sun W, Wu H, Wang JN, Wang L. Anxiety symptoms among Chinese nurses and the associated factors: a cross sectional study. BMC Psychiatry. 2012 Sep 14;12:141

[5]   Personalidad y salud [Internet]. N.ANIORTE; c2001 [cited 2015 Mar 15]. Available from: http://www.aniorte-nic.net

[6]   Clínica de la Ansiedad [Internet]. Col legi Oficial de Metges de Barcelona: c2002 [cited 2015 Mar 15]. Available from: http://www.clínica de ansiedad.com

[7]   Taghinejad H, Suhrabi Z, Kikhavani S, Jaafarpour M, Azadi A. OccupationalMental Health: A Study of Work-Related Mental Health among Clinical Nurses. JClin Diagn Res. 2014 Sep;8(9):WC01-3

[8]   Perry L, Lamont S, Brunero S, Gallagher R, Duffield C. The mental health of nurses in acute teaching hospital settings: a cross-sectional survey. BMC Nurs. 2015 Mar 27;14:15.

[9]   Ding Y, Qu J, Yu X, Wang S. The mediating effects of burnout on therelationship between anxiety symptoms and occupational stress among communityhealthcare workers in China: a cross-sectional study. PLoS One. 2014 Sep11;9(9):e107130

[10]   Westphal M, Bingisser MB, Feng T, Wall M, Blakley E, Bingisser R, Kleim B. Protective benefits of mindfulness in emergency room personnel. J Affect Disord. 2015 Apr 1; 175:79-85

[11]   (1) Guillén-Riquelme A, Buela-Casal G. Actualización psicométrica y funcionamiento diferencial de los ítems en el State Trait Anxiety Inventory (STAI). Psicothema.2011; 23(3):510-5.

[12]   (2) Spielberger CD, Gorsuch RL, Lushene RE. STAI Cuestionario de ansiedad estado-rasgo.7ª ed. Madrid:TEA; 2008

[13]   Sandín, B.   Valiente, R.M   Chorot, P.   Olmedo, M.   Santed, M.A.   Versión española del cuestionario EPQR-Abreviado (EPQR-A): Replicación factorial, fiabilidad y validez - Revista de Psicopatología y Psicología Clínica; 2002, Vol. 7 No. 3: 207-216.

[14]   Sandín, B.   Valiente, R.M   Chorot, P.   Olmedo, M.   Santed, M.A.   Versión española del cuestionario EPQR-Abreviado (EPQR-A): Análisis exploratorio de la estructura factorial - Revista de Psicopatología y Psicología Clínica; 2002, Vol. 7 No. 3: 195-205

[15]   El Kissi Y, Maarouf Bouraoui M, Amamou B, Bannour AS, Ben Romdhane A, Ben Nasr S, Ali BB. Prevalence of anxiety and depressive disorders among the nurses of Sousse Farhat Hached hospital: assessment by the Tunisian version of CIDI. Tunis Med. 2014 Jan;92(1):18-23

[16]   Karanikola MN, Papathanassoglou EE. Exploration of the burnout syndromeoccurrence among mental health nurses in Cyprus. Arch Psychiatr Nurs. 2013Dec; 27(6):319-26

[17] Ianni A, Tabolli S, Renzi C, Di Pietro C. Job satisfaction, depressive and anxiety disorders among hospital personnel at IDI Sanità, Rome. Recenti Prog Med. 2004 May; 95(5):245-501

[18] Jenaro C, Flores N, Orgaz MB, Cruz M. Vigour and dedication in nursing professionals: towards a better understanding of work engagement. J Adv Nurs. 2011 Apr; 67(4):865-75

[19] Øyane NM, Pallesen S, Moen BE, Akerstedt T, Bjorvatn B. Associations between night work and anxiety, depression, insomnia, sleepiness and fatigue in a sample of Norwegian nurses. PLoS One. 2013 Aug 7; 8(8):e70228

[20] Chang YS, Chen HL, Wu YH, Hsu CY, Liu CK, Hsu C. Rotating night shifts too quickly may cause anxiety and decreased attentional performance, and impact prolactin levels during the subsequent day: a case control study. BMC Psychiatry. 2014 Aug 5; 14:218.

[21] Matthews G, Saklofske DH, Costa PT, Deary IJ, Zeidner M. Dimensional models of personality: A framework for systematic clinical assessment. European Journal of Psychological Assessment. 1998; 14(1): 36-49.

[22] Drury V, Craigie M, Francis K, Aoun S, Hegney DG. Compassion satisfaction compassion fatigue, anxiety, depression and stress in registered nurses in Australia: phase 2 results. J Nurs Manag. 2014 May; 22(4):519-31

[23] Iliceto P, Pompili M, Spencer-Thomas S, Ferracuti S, Erbuto D, Lester D,Candilera G, Girardi P. Occupational stress and psychopathology in health professionals: an explorative study with the multiple indicators multiple causes (MIMIC) model approach. Stress. 2013 Mar;16(2):143-52

[24] Welfare-Wilson A, Jones A. A CBT-based anxiety management workshop in first-episode psychosis. Br J Nurs. 2015 Apr 9; 24(7):378-82.

[25] Faragher EB, Cass M, Cooper CL. The relationship between job satisfaction and health: a meta-analysis. Occup Environ Med. 2005 Feb; 62(2):105-12

[26] Kikuchi Y, Nakaya M, Ikeda M, Takeda M, Nishi M. Job stress and temperaments in female nurses. Occup Med (Lond). 2013 Mar; 63(2):123-8

[27] Mira JJ, Carrillo I, Lorenzo S, Ferrús L, Silvestre C, Pérez-Pérez P, Olivera G, Iglesias F, Zavala E, Maderuelo-Fernández JÁ, Vitaller J, Nuño-Solinís R, Astier P; Research Group on Second and Third Victims. The aftermath of adverse events in Spanish primary care and hospital health professionals. BMC Health Serv Res. 2015 Apr 9; 15:151

[28] Zeidner M, Hadar D, Matthews G, Roberts RD. Personal factors related to compassion fatigue in health professionals. Anxiety Stress Coping. 2013; 26(6):595-609

[29] Balducci C, Avanzi L, Fraccaroli F. Emotional demands as a risk factor for mental distress among nurses. Med Lav. 2014 Mar-Apr; 105(2):100-8

[30] Chang YS, Chen HL, Wu YH, Hsu CY, Liu CK, Hsu C. Rotating night shifts too quickly may cause anxiety and decreased attentional performance, and impact prolactin levels during the subsequent day: a case control study. BMC Psychiatry. 2014 Aug 5;14:218.

[31] Laurent A, Aubert L, Chahraoui K, Bioy A, Mariage A, Quenot JP, Capellier G. Error in intensive care: psychological repercussions and defense mechanisms among health professionals. Crit Care Med. 2014 Nov;42(11):2370

[32] Drury V, Craigie M, Francis K, Aoun S, Hegney DG. Compassion satisfaction compassion fatigue, anxiety, depression and stress in registered nurses in Australia: phase 2 results. J Nurs Manag. 2014 May;22(4):519-31

[33] Watanabe N, Furukawa TA, Horikoshi M, Katsuki F, Narisawa T, Kumachi M, Oe Y, Shinmei I, Noguchi H, Hamazaki K, Matsuoka Y. A mindfulness-based stress management program and treatment with omega-3 fatty acids to maintain a healthy mental state in hospital nurses (Happy Nurse Project): study protocol for a randomized controlled trial. Trials. 2015 Jan 31;16(1):36.

[34] Eldevik MF, Flo E, Moen BE, Pallesen S, Bjorvatn B. Insomnia, excessive sleepiness, excessive fatigue, anxiety, depression and shift work disorder in nurses having less than 11 hours in-between shifts. PLoS One. 2013 Aug 15;8(8):e70882.

[35] Soldatos CR. Insomnia in relation to depression and anxiety: epidemiologic considerations. J Psychosom Res. 1994;38 Suppl 1:3-8. Review. PubMed PMID: 7799249

[36] Tei-Tominaga M, Akiyama T, Miyake Y, Sakai Y. The relationship betweentemperament, job stress and overcommitment: a cross-sectional study using theTEMPS-A and a scale of ERI. Ind Health. 2009 Oct;47(5):509-17. PubMed PMID:19834260

[37] Waage S, Pallesen S, Moen BE, Magerøy N, Flo E, Di Milia L, Bjorvatn B.Predictors of shift work disorder among nurses: a longitudinal study. Sleep Med. 2014 Dec;15(12):1449-55

[38] Jaafarpour M, Khani A. Evaluation of the Nurses' Job Satisfaction, and ItsAssociation with Their Moral Sensitivities and Well-being. J Clin Diagn Res. 2012Dec;6(10):1761-4

[39] Schulz M, Damkröger A, Voltmer E, Löwe B, Driessen M, Ward M, Wingenfeld K.Work-related behaviour and experience pattern in nurses: impact on physical andmental health. J Psychiatr Ment Health Nurs. 2011 Jun;18(5):411-7

[40] Karanikola MN, Kaite C. Greek-Cypriot mental health nurses' professionalsatisfaction and association with mild psychiatric symptoms. Int J Ment HealthNurs. 2013 Aug;22(4):347-58

[41] Foureur M, Besley K, Burton G, Yu N, Crisp J. Enhancing the resilience ofnurses and midwives: pilot of a mindfulness-based program for increased health,sense of coherence and decreased depression, anxiety and stress. Contemp Nurse.2013 Aug;45(1):114-25

ANEXO 1

Pedimos su colaboración para llevar a cabo un proyecto de investigación, cuyos objetivos son conocer el nivel de **Ansiedad** en relación a la **Personalidad**, en **Enfermeras y Auxiliares de Enfermería** de Unidades de hospitalización. Para ello utilizaremos una serie de escalas y nos gustaría contar con su colaboración. Muchas gracias.

HOJA DE REGISTRO DE DATOS

CÓDIGO

1.-CENTRO DE TRABAJO

⊓ HUCA

⊓ H San Agustín

⊓ H Cabueñes

⊓ H Valle Nalón

⊔ H Alvarez Buylla

2.-CATEGORÍA PROFESIONAL

⊔ Enfermera/o

⊓ Auxiliar de Enfermería

3.- UNIDAD DE HOSPITALIZACIÓN

⊓ Médica

⊓ Quirúrgica

4.-TIPO DE CONTRATO

⊓ Plaza en propiedad   ⊓ Interinidad

⊓ Eventual

5.-TURNO DE TRABAJO*

⊓ M   ⊓ T   ⊓ M/T   ⊓ M/T/N

⊓ Otro   ⊓ Guardias 24 h

6.-EXPERIENCIA PROFESIONAL

_____ Años _____ Meses

7.-ANTIGÜEDAD EN EL SERVICIO

_____ Años _____ Meses

8.-SEXO

⊔ ⊔Mujer⊔ ⊔ ⊔ ⊔ ⊔ ⊔Hombre

9.-EDAD _____ Años

10.-ESTADO CIVIL

⊓ Soltero   ⊓ Casado/En pareja

⊓ Divorciado   ⊓ Viudo

11.-NÚMERO DE HIJOS _____

12-¿TIENE ALGUNA PERSONA DEPENDIENTE A SU CARGO? Si es así especifique cuál.

⊓ Si   ⊓ No ⊓ Niños ⊓ Ancianos

⊓ Discapacitados

13.-¿DISPONE DE ALGUNA AYUDA PARA SU CUIDADO? Si es así especifique cuál.

⊔ Si   ⊔ No ⊔ Social ⊔ Económica

⊓ Familiar

14.-¿EN SU HOGAR DEPENDEN EXCLUSIVAMENTE DEL SUELDO QUE USTED APORTA?

⊓ SI   ⊓ NO   ⊓ No Aporto nada

⊓ Otros miembros de la familia aportan

15.-¿CONSIDERA SU TRABAJO ESTRESANTE?

⊓ Si ⊓ No

16.-REALIZA ALGÚN TIPO DE ACTIVIDAD/OCIO FUERA DE SU JORNADA LABORAL

⊓ Si   ⊓ No

Especifique cuál: _____

17.-¿ SE CONSIDERA SATISFECHO CON SU TRABAJO?

☐ Si ☐ No

ANEXO 2

ESCALA STAI

A continuación, encontrará unas frases que se utilizan corrientemente para describirse uno a sí mismo. Lea cada frase y rodee la puntuación (0 a 3) que indique mejor como se SIENTE VD. AHORA MISMO, en este momento. No hay respuestas buenas ni malas. No emplee demasiado tiempo en cada frase y conteste señalando la respuesta que mejor describa su situación presente.

STAI

Apellidos y nombre			
Edad	Sexo	Varón	Mujer	Fecha
Centro		Curso/puesto	
Otros datos			

A-E

A continuación, encontrará unas frases que se utilizan corrientemente para describirse uno a sí mismo. Lea cada frase y rodee la puntuación (0 a 3) que indique mejor cómo se SIENTE VD. AHORA MISMO, en este momento. No hay respuestas buenas ni malas. No emplee demasiado tiempo en cada frase y conteste señalando la respuesta que mejor describa su situación presente.

		Nada	Algo	Bastante	Mucho
1	Me siento calmado.	0	1	2	3
2	Me siento seguro.	0	1	2	3
3	Estoy tenso.	0	1	2	3
4	Estoy contrariado.	0	1	2	3
5	Me siento cómodo (estoy a gusto).	0	1	2	3
6	Me siento alterado.	0	1	2	3
7	Estoy preocupado por posibles desgracias futuras.	0	1	2	3
8	Me siento descansado.	0	1	2	3
9	Me siento angustiado.	0	1	2	3
10	Me siento confortable.	0	1	2	3
11	Tengo confianza en mí mismo.	0	1	2	3
12	Me siento nervioso.	0	1	2	3
13	Estoy desasosegado.	0	1	2	3
14	Me siento muy "atado" (como oprimido).	0	1	2	3
15	Estoy relajado.	0	1	2	3
16	Me siento satisfecho.	0	1	2	3
17	Estoy preocupado.	0	1	2	3
18	Me siento aturdido y sobreexcitado.	0	1	2	3
19	Me siento alegre.	0	1	2	3
20	En este momento me siento bien.	0	1	2	3

A-R

A continuación, encontrará unas frases que se utilizan corrientemente para describirse uno a sí mismo. Lea cada frase y rodee la puntuación (0 a 3) que indique mejor cómo se SIENTE VD. EN GENERAL, en la mayoría de las ocasiones. No hay respuestas buenas ni malas. No emplee demasiado tiempo en cada frase y conteste señalando lo que mejor describa cómo se siente Vd. generalmente.

		Casi nunca	A veces	A menudo	Casi siempre
21	Me siento bien.	0	1	2	3
22	Me canso rápidamente.	0	1	2	3
23	Siento ganas de llorar.	0	1	2	3
24	Me gustaría ser tan feliz como otros.	0	1	2	3
25	Pierdo oportunidades por no decidirme pronto.	0	1	2	3
26	Me siento descansado.	0	1	2	3
27	Soy una persona tranquila, serena y sosegada.	0	1	2	3
28	Veo que las dificultades se amontonan y no puedo con ellas.	0	1	2	3
29	Me preocupo demasiado por cosas sin importancia.	0	1	2	3
30	Soy feliz.	0	1	2	3
31	Suelo tomar las cosas demasiado seriamente.	0	1	2	3
32	Me falta confianza en mí mismo.	0	1	2	3
33	Me siento seguro.	0	1	2	3
34	Evito enfrentarme a las crisis o dificultades.	0	1	2	3
35	Me siento triste (melancólico).	0	1	2	3
36	Estoy satisfecho.	0	1	2	3
37	Me rondan y molestan pensamientos sin importancia.	0	1	2	3
38	Me afectan tanto los desengaños, que no puedo olvidarlos.	0	1	2	3
39	Soy una persona estable.	0	1	2	3
40	Cuando pienso sobre asuntos y preocupaciones actuales, me pongo tenso y agitado.	0	1	2	3

COMPRUEBE SI HA CONTESTADO A TODAS LAS FRASES CON UNA SOLA RESPUESTA.

Autor: C. D. Spielberger. Copyright © 1982, 2008 by TEA Ediciones, S.A., Madrid, España · Este ejemplar está impreso en dos tintas. Si se presentan otro en tinta negra es una reproducción ilegal. En beneficio de la profesión y en su propio, NO LA UTILICE · Todos los derechos reservados. Prohibida la reproducción total o parcial. Impreso en España. Printed in Spain.

ANEXO 3

Escala de personalidad EPQ-RA

	(Marca con una X la respuesta)	Si	No
1	Generalmente, ¿tomas la iniciativa al hacer nuevas amistades?		
2	Tu estado de ánimo, ¿Sufre altibajos con frecuencia?		
3	Los límites entre lo que está bien y lo que está mal, ¿Están menos claros para los demás que para ti?		
4	¿Has querido alguna vez llevarte algo más de lo que te correspondía en un reparto?		
5	Por lo general, ¿sueles estar callado/a cuando estás con otras personas?		
6	¿A veces, te sientes desdichado/a sin motivo?		
7	¿Están los deseos personales por encima de las normas sociales?		
8	¿Has cogido alguna vez algo (aunque fuera un botón) que perteneciese a otra persona?		
9	¿Puedes animar fácilmente una fiesta aburrida?		
10	¿Tienes a menudo sentimientos de culpabilidad?		
11	¿Tomas a menudo decisiones sin pararte a reflexionar?		
12	¿Has perdido o roto alguna vez algo que perteneciese a otra persona?		
13	¿Puedes organizar y conducir una fiesta?		
14	¿Dirías de ti mismo/a que eres una persona tensa o muy nerviosa?		
15	Generalmente ¿reflexionas antes de actuar?		
16	¿Has hecho alguna vez trampas en el juego?		
17	¿Te gusta el bullicio y la agitación alrededor tuya?		
18	¿Te sientes a menudo apático/a y cansado/a sin motivo?		
19	¿Te parece mejor seguir las normas sociales que ir a "nuestro aire"?		
20	¿Alguna vez te has aprovechado de alguien?		
21	¿La gente dice de ti que eres una persona animada?		
22	¿Sufres "de los nervios"?		
23	¿Te has opuesto con frecuencia a los deseos de tus padres?		
24	¿Haces siempre lo que dices?		

ANEXO 4

CONSENTIMIENTO INFORMADO

TITULO DEL ESTUDIO: ANSIEDAD Y PERSONALIDAD EN PERSONAL SANITARIO DE UNIDADES DE HOSPITALIZACIÓN DEL PRINCIPADO DE ASTURIAS

En qué Consiste:

- El estudio consiste en una investigación sobre la presencia de ansiedad y la relación con la personalidad, en personal sanitario que trabaja en unidades médico-quirúrgicas.

- Se utilizarán escalas y cuestionarios validados, adaptados a población española a todas las enfermeras y auxiliares de enfermería, que serán autoaplicada y auxiliadas en la cumplimentación por el investigador principal.

- Toda la información recogida se mantendrá de forma confidencial

YO...(Nombre y Apellidos)

He recibido información sobre el citado estudio y he podido hacer preguntas sobre el mismo, de tal manera que juzgo que he recibido suficiente información al respecto

Comprendo que la participación es voluntaria y que puedo retirarme del estudio

- ☐ Cuando quiera
- ☐ Sin tener que dar explicaciones
- ☐ Sin repercusiones en el proceso de atención

Firma del Participante

\-
Fecha   /   /